Quantenheilung für Einsteiger

Wie Sie die Grundlagen der Quanten Selbstheilung leicht anwenden, um vielfältige Leiden und Schmerzen zu besiegen und mehr Gelassenheit und Glück zu erfahren

Clemens Neumann

INHALT

Was erwartet sie in diesem Buch?

Gern möchte ich Ihnen in diesem Ratgeber das Prinzip der Quantenheilung erläutern. Diese Heilmethode ist so alt wie die Menschheit selbst und ist von jedem von uns ganz einfach zu erlernen und anzuwenden. Ob man sich nun selbst heilen oder dieses Wohl anderen zugutekommen lassen möchte – die Ausbildungsmöglichkeiten sind sehr komplex. Erfahren Sie, wie auch Sie das Verfahren der Quantenheilung erlernen können. Diese Heilmethode kann so gut wie alle Probleme lösen und körperliche bzw.

seelische Beschwerden lindern. Hier erfahren Sie einige Beispiele und Anwendungsgebiete. Gern möchte ich Ihnen auch eine Kurzanleitung zur 2-Punkt-Methode, sowohl zur Selbstheilung als auch zur Heilung anderer geben.

Unter den Begriff Quantenheilung zählen viele verschiedene Heilverfahren, von denen ich Ihnen einige ausgewählte vorstellen werde. Unter anderem die Hausreinigung sowie die Farb- und Lichtheilung. Wir werden auch grundlegende Begriffe klären, die zwangsläufig mit der Quantenheilung in Verbindung stehen. Dabei geht es zum Beispiel um Spiritualität, Homöopathie, das reine Bewusstsein, die Quantenwelle und vieles mehr. Ich werde Ihnen auch aufzeigen, welche wichtige Rolle die Kraft der Gedanken und der Farben in unserem Leben spielt.

Homöopathie

WAS IST HOMÖOPATHIE?

Sie wurde vor gut 200 Jahren von dem Arzt Doktor Samuel Hahnemann ins Leben gerufen. Er hat die These aufgestellt, Ähnliches mit Ähnlichem zu behandeln, und das hat sich in den letzten 200 Jahren auch nicht großartig verändert. Was bedeutet das? Eigentlich ist es ganz einfach zu verstehen. Es bedeutet, wenn eine Substanz bei einem gesunden Menschen ein gewisses Symptom hervorruft, dann hat die gleiche Substanz bei erkrankten Menschen mit diesem Symptom dann entsprechend die Chance, zu einer Heilung zu führen. Um dies an einem Beispiel plausibel zu machen: Sie kennen alle die Küchenzwiebel. Wenn Sie anfangen, diese zu schneiden, dann beginnen die Tränen zu laufen, die Nase fängt an zu laufen. Das heißt dann umgekehrt, die Küchenzwiebel hat also die Chance, bei einer Schnupfnase eingesetzt, eine heilende Wirkung zu erzielen. So die Theorie. Natürlich nennt man es dann nicht Küchenzwiebel, sondern man nimmt den lateinischen Begriff Allium Cepa, dann wirkt das Ganze schon wesentlich wissenschaftlicher.

In der Homöopathie gibt es so viele Möglichkeiten, Stoffe einzusetzen, denn grundsätzlich kann alles verwendet werden, was uns unsere Erde zur Verfügung stellt. Es werden Plutonium, Quecksilber und anderes Arsen eingesetzt. Deshalb ist es auch keine rein natürliche Therapie. Es werden auch etwas eher unschönere Sachen wie zum Beispiel Eiter verwendet. Manchmal möchte man also vielleicht lieber gar nicht wissen, was sich hinter der lateinischen Bezeichnung genau verbirgt.

Ein weiteres Prinzip ist die Verdünnung, also die Potenzierung. Deshalb spricht man auch von homöopathischen Potenzen, denn der Grundgedanke der Homöopathie ist, dass das durch das Verdünnen entstehende Mittel immer potenter, also immer kräftiger wird. Es gibt unterschiedliche Verdünnungsmethoden. Die beiden wichtigsten sind die sogenannten D-Potenzen und C-Potenzen. Ersteres sind die Niederpotenzen (das D steht hier für Dezimal), das bedeutet, man verdünnt in den Schritten 1:10. Die Bezeichnung D6 bedeutet dann zum Beispiel, man hat das Mittel sechsmal im Verhältnis von 1:10 verdünnt. Bei den C-Potenzen, auch Hochpotenzen genannt, ist das Verhältnis 1:100.

In der Homöopathie schaut man in der Regel nicht nur auf die vorhandenen Symptome, sondern man betrachtet den ganzen Menschen. Was ist er für ein Typ? Was hat er vielleicht sonst noch so für Themen, die er mit sich herumträgt? Dann kann man, entsprechend dem Gesamtbild, das richtige Medikament heraussuchen. Und so kann es sein, dass zwei Menschen mit ähnlichen Symptomen trotzdem ein grundlegend anderes Homöopathikum verordnet oder empfohlen bekommen, weil sich die Situationen einfach anders darstellen.

Homöopathische Mittel sind Arzneimittel, deshalb findet man sie auch nicht in Drogerien und anderen Geschäften, sondern nur in der Apotheke. Sie durchlaufen jedoch nicht die klassischen Zulassungen wie die Arzneimittel, die wir sonst so kennen und bei denen man Studien und Wirkungsnachweise vorlegen muss. Die homöopathischen Arzneimittel werden nur registriert.

Die Homöopathie kann man auch nicht mit der Pflanzenheilkunde gleichsetzen, wie viele meinen. In der Pflanzentherapie wird nicht mit Verdünnungsstufen, sondern mit Pflanzenextrakten gearbeitet. Die pflanzlichen Arzneimittel durchlaufen auch, anders als die homöopathischen, Zulassungsverfahren.

WAS IST EIN HOMÖOPATH?

Viele werfen meist die Begriffe Homöopath und Heilpraktiker durcheinander.

Ein Heilpraktiker ist jemand, der eine Ausbildung genossen hat und dann vor einem Amtsarzt eine Prüfung ablegt. Dieser bescheinigt ihm, dass er zumindest über die medizinischen Grundlagen Bescheid weiß und dann gewisse Dinge in der Therapie empfehlen darf. Er darf jedoch keine klassischen Arzneimittel verordnen, aber er darf mit homöopathischen Mitteln auf den Menschen einwirken.

Der Homöopath dagegen ist oftmals tatsächlich ein Mediziner, jemand, der ein jahrelanges Universitätsstudium abgeschlossen, sich dann homöopathisch weitergebildet und ein Zertifikat erhalten hat. Homöopathen sind also deutlich mehr als ein Heilpraktiker.

WIE WIRKT HOMÖOPATHIE?

Wenn die Homöopathie als wirklich effiziente Arzneitherapie wahrgenommen werden will und sich auch in der Öffentlichkeit so darstellt, dann muss sie doch auch die gleichen Standards erfüllen wie die klassische Arzneitherapie und beweisen, dass tatsächlich eine Wirkung vorhanden ist. Wenn man die Studienlage betrachtet, kommt bei der Homöopathie das Ergebnis aber meist nicht über einen Placeboeffekt hinaus. Die Homöopathie arbeitet, wie bereits erwähnt, mit hohen Verdünnungen. Ab einer Verdünnung von D23, also dreiundzwanzigmal 1:10 verdünnt, kann man davon ausgehen, dass am Ende nicht ein einziges Molekül mehr im Produkt vorhanden ist.

Die Moleküle sind aber eigentlich das, was in jeglicher Form eine Wirkung hervorruft. Samuel

Hahnemann beschrieb es vor 200 Jahren so, dass durch das Verdünnen Energie oder Informationen in das Produkt hineingebracht werden. Deshalb gibt es auch so viele Verdünnungsstufen, denn durch jede Verdünnungsstufe kommen mehr Energie und mehr Informationen in das Produkt hinein. Als Grundlage haben wir immer Wasser und dies ist bekanntermaßen Energieträger. Die Homöopathie wirkt also, indem sie durch Energie die Selbstheilungskräfte unseres Körpers aktiviert. Dies werden Sie mithilfe dieses Buches verstehen lernen.

Spiritualität

WAS IST SPIRITUALITÄT?

Spiritualität ist kein mystisches Hexenwerk, welches sich nicht erklären lässt. Ganz im Gegenteil, es lässt sich sehr einfach erklären. Es lohnt sich, sich die schlichte Wortherkunft des Begriffes anzusehen. Spiritualität kommt aus dem Lateinischen – Spiritus bedeutet Geist oder Hauch. Spiro bedeutet ‚Ich atme'. Es gibt keine Mehrzahl von Spiritualität und der Gegensatz dazu ist der Materialismus. Beim Materialismus werden alle Vorgänge aufgrund von Materie erklärt. Spiritualität bedeutet also, ganz einfach gesagt, an eine geistige, an eine nicht materielle Welt zu glauben bzw. diese überhaupt für möglich zu halten. Es bedeutet, sich als Mensch von der rein materiellen Sichtweise der Dinge weg zu bewegen, hin zu einer geistigen Sichtweise.

Der Glaube, dass wir mehr sind als nur eine physische Hülle. Materialismus schließt auch ein, dass das Wesen bzw. Leben verschwindet, wenn es stirbt. Laut Materialismus ist der Tod das völlige Ende. Spiritualität bedeutet, die Möglichkeit in Erwägung zu ziehen, dass da etwas hinter der materiellen Oberfläche steht, was eventuell weiter existieren könnte. Eine nicht materielle Welt für möglich zu halten, ist bereits ein spiritueller Akt. Spiritualität ist nicht gleichzusetzen mit Religion, sondern es ist das, was alle Religionen miteinander verbindet.

KANN MAN SPIRITUALITÄT ERLERNEN?

Wenn ja, wie? Oder ist die Spiritualität vielleicht angeboren? Stellen Sie sich zuerst einmal die Frage, was bedeutet Spiritualität für Sie persönlich? Welche Vorteile würden sich dadurch für Sie ergeben? Was wäre Ihre Intention, Spiritualität zu erlernen? Haben Sie dies für sich geklärt, lautet die nächste Frage „was ist Lernen eigentlich?".

Lernen heißt, Erfahrungen zu sammeln. Um also Spiritualität zu erlernen, müssen Sie spirituelle Erfahrungen sammeln. Was sind spirituelle Erfahrungen? Das sind die Momente, in denen wir wirklich ganz intensiv im Jetzt sind, in denen wir lebendig sind und uns ganz intensiv spüren.

4 TIPPS, SEINE EIGENE SPIRITUALITÄT ZU ENTDECKEN

1. Durch Flow-Momente
Dies sind Momente, in denen man sich so fühlt, als würde man gar nicht mehr selbst handeln. Als würde es durch einen hindurch geschehen, als bewegte man sich ganz von allein, man denkt nicht mehr nach. Man ist sozusagen voll in seinem Element. In welcher Tätigkeit man voll aufgeht, ist natürlich von Mensch zu Mensch individuell. Bei dem einen ist es der Sport, bei dem anderen das Tanzen, Kochen oder Klettern. Machen Sie einfach alles mit einhundert Prozent Hingabe und Aufmerksamkeit, dann können Sie auch aus dem Abspülen oder Staubsaugen einen Flow-Moment machen.

2. Sich aus der eigenen Komfortzone herauswagen
Probieren Sie neue Dinge aus, schaffen Sie etwas. Vielleicht etwas, das Sie sich bis jetzt nicht zugetraut haben. Stellen Sie sich Ihren Ängsten und sagen Sie Dinge, die Sie sich vorher noch nie getraut haben zu sagen. Sich mit Mut seiner Angst zu stellen, ist, als ob die eigene Lebensenergie energetische Blockaden einreißt. Die Energie kann so wieder freier fließen.

3. Begeben Sie sich in Kraftzentren oder Kraftorte
Das sind Orte, die seit Jahrzehnten oder sogar seit Jahrhunderten aufgeladen werden, weil an diesen Orten ständig und regelmäßig gebetet und meditiert wird oder weil dort intensiv im Jetzt gelebt wird. Es sammelt sich sozusagen Energie an.

Einen solchen spirituellen Kraftort können Sie sich auch selbst in Ihrer Wohnung oder in Ihrem Garten schaffen. Es soll einfach nur ein Ort sein, an dem Sie ganz zur Ruhe kommen, an dem Sie meditieren oder beten. An dem Sie ganz bewusst auf Ihre Gedanken achten, nicht fluchen, nicht am Handy sind und sich auch nicht anderweitig ablenken lassen. So können Sie über eine gewisse Zeit gleichzeitig Spiritualität erlernen und einen

Ort schaffen, an dem sich Ihre Energie immer wieder aufladen kann.

4. Gehen Sie raus in die Natur

Damit ist nicht ein kleiner Spaziergang im Wald gemeint. Wobei das auch schon besser wäre als nichts. Sie sollten wirklich etwas mit Hingabe tun. Verlassen Sie wieder Ihre Komfortzone und übernachten Sie mal eine Nacht draußen, noch besser zwei Nächte oder auch eine Woche. Wirklich draußen unter dem Sternenhimmel schlafen, im Wald oder am See. Begeben Sie sich ganz in die Situation hinein, ohne Ablenkungen wie Handy oder Musik. Riechen Sie am Moos, beräuchern Sie das Fichtenharz. Machen Sie ein Feuer oder baden Sie nackt im See. Verbinden Sie sich mit der Natur, denn da kommen wir schließlich her. Die Möglichkeiten sind grenzenlos.

IST JEDER MENSCH SPIRITUELL?

Die Antwort ist ganz einfach: ja. Haben Sie sich schon einmal etwas ganz bewusst und bildlich vorgestellt? Dann war dies bereits eine spirituelle Tat. Auch, wenn Sie ganz bewusst und intensiv über etwas nachdenken, ist dies eine spirituelle, eine geistige Handlung. Wie bereits erwähnt, bedeutet Spiro aus dem Lateinischen ‚der Atem‘ oder ‚ich atme‘. Und der Atem ist ein wunderbares Symbol für die Verbundenheit. Wir alle atmen dieselbe Luft und sind allein deshalb schon miteinander verbunden.

Der Atem ist auch ein Symbol für das Leben im Jetzt, weil er immer jetzt ist. Deshalb kommt das bewusste Atmen auch in so vielen Meditationen vor. Jeder Mensch hat einen spirituellen Kern, die meisten sind sich dessen nur nicht bewusst. An dieser Stelle können wir jetzt auch die Frage beantworten, ob man Spiritualität erlernen kann. Man MUSS sie nicht erlernen, sie ist bereits da, man muss nur die Türen öffnen.

IST SPIRITUALITÄT GEFÄHRLICH?

Spiritualität kann gefährlich sein, dies liegt aber an uns. Es liegt an unserem eigenen Umgang damit, ob sie ein nützliches Werkzeug oder gefährlich ist.

Wie genau kann sie gefährlich sein? Wir haben ja der Spiritualität den Materialismus gegenübergestellt. Gefährlich kann es dann werden, wenn wir uns zu sehr darin verlieren. Denn wir sind ja beides, wir sind zwar einerseits geistige Wesen, die visualisieren und denken können, wir sind aber auch Körper und Materie. Wir sind beides gleichzeitig und dürfen uns nicht in der einen Seite verlieren, was dann Materialismus wäre. Wir dürfen aber auch nicht zu sehr in die geistige Ebene abdriften und unseren Körper vernachlässigen. Es ist zum Beispiel gefährlich und naiv, wenn man annimmt, dass einem nichts mehr passieren kann, nur weil man immer positiv denkt und auf das Universum vertraut. Positives Denken allein schützt nicht vor Tod, Leid und Krankheit.

Ein weiterer Punkt, wann Spiritualität gefährlich sein kann, ist, wenn man zu sehr auf sogenannte Gurus vertraut und dabei seinen eigenen kritischen Geist verliert. Vertrauen Sie niemals einem Guru mehr als Ihrer eigenen Intuition, denn Sie wissen nie, wer es wirklich gut mit Ihnen meint. Psychisch labile Menschen laufen dann meist direkt in solche Fallen hinein und lassen sich körperlich, seelisch oder auch finanziell ausnutzen.

Wenn man Spiritualität falsch auslebt und naiv damit umgeht, kann sie also auch gefährlich sein. Der größte Schutz ist, an sich selbst zu arbeiten.

Das morphogenetische Feld

WAS IST DAS MORPHOGENETISCHE FELD?

Der Begriff morphogenetisches Feld geht auf den britischen Biologen Rupert Sheldrake zurück. Es wurde auch schon von dem Schweizer Tiefenpsychologen C. G. Jung als das „Kollektive Unbewusste" beschrieben. Nach seiner Auffassung stellt es eine tiefere Schicht der Psyche dar. Sie ist überpersönlich, von allgemeiner Natur und bei allen Menschen identisch. Es ist die Annahme, dass ein unsichtbares Feld um uns herum existiert, ein allumfassendes Bewusstseinsfeld.

Dies ist ein sehr interessanter Ansatz, um eine Vielzahl unerklärlicher Phänomene zu erklären. Es gibt etwas um uns herum, was uns mit jedem anderen Wesen, jedem anderen Menschen auf diesem Planeten verbindet. Es ist eine energetische Form, denn es gibt da draußen mehr als nur die grob stoffliche Welt. Das hört sich anfangs vielleicht etwas mystisch an, ist es in der Tat aber gar nicht. Es gibt viele Sachen, die wir heute noch nicht beweisen können, die aber in zehn, zwanzig oder dreißig Jahren beweisbar sein werden.

Hier haben wir einen äußerst interessanten Erklärungsansatz, da er die Spiritualität mit der Physik vereint und auch wissenschaftlichen Betrachtern erlaubt, sich dem Thema rational anzunähern. Wenn wir jetzt auf das morphogenetische Feld näher eingehen, werden Sie merken, dass es gar nicht so weit weg vom Alltag, dass es gar nicht so mystisch ist, wie es scheint.

Gehen wir in der Zeit mal etwas zurück, bis zur Gründung des Schamanismus. Dieses Beispiel eignet sich gut, da sich der Schamanismus auf der ganzen Welt in relativ ähnlicher Zeit zu entwickeln angefangen hat. In Indien, Südamerika, auf den Philippinen, bei den Indianern, den Inuit und in vielen weiteren Regionen der Erde. Und dies zu einer Zeit, als reisen noch gar nicht möglich war.

Heute haben wir eine Vernetzung, wir sind globalisiert und digitalisiert. Wenn jemand etwas entdeckt, dann wird es innerhalb von Minuten auf der ganzen Welt verteilt. Damals war dies jedoch nicht möglich. Nun gibt es verschiedene schamanistische Rituale, wie zum Beispiel das Trommeln, verschiedene Feuerrituale und Atemtechniken, mit denen man sich mit den verschiedenen Ebenen verbinden kann. Jetzt ist es doch spannend, dass sich weltweit, zur ungefähr selben Zeit, der Schamanismus entwickelt hat.

Wie kann es sein, dass Kulturen, die sich nie gesehen oder gehört haben und die keine Verbindung zueinander haben, zeitgleich zur selben Kultur finden? Und hier ist wieder die Annahme, dass es so etwas gibt wie ein Feld, das alles verbindet. Gehen wir davon aus, dass es ein solches Feld gibt. Wenn eine Kultur oder gewisse Menschen etwas erfunden haben und es gibt dieses Netz, dann machen sie ein Erlebnis oder eine Entdeckung in ihrem Körper und laden es direkt in dieses Netz bzw. Feld hinein, das weltweit umspannend ist. Dann ist es mehr als logisch, dass andere Menschen, die ja ebenfalls damit verbunden sind, jetzt darauf zugreifen können. Dies ist ein Phänomen, das auch neuzeitlich immer wieder auftritt. Hatte jemand eine Erfindung oder Entdeckung gemacht, dies aufgeschrieben, aber noch nicht publiziert, wurden zeitgleich anderswo auf der Welt genau die gleichen Entdeckungen bzw. Erfindungen gemacht.

Das heißt zusammenfassend, wir sind alle über das morphogenetische Feld miteinander verbunden und können darauf zugreifen. ‚Mein Wissen ist dein Wissen'; bewiesen werden kann dies natürlich nur schwer, aber es gibt auch im Alltag viele Indizien dafür. Ist es Ihnen nicht auch schon einmal passiert, dass Sie an jemanden gedacht haben, plötzlich klingelt das Telefon und genau diese Person ruft bei Ihnen an? Oder andersherum, Sie rufen jemanden an und hören von der Person am anderen Ende „Ach, an dich habe ich gerade gedacht". Dann waren Sie gerade in dem Moment über das morphogenetische Feld miteinander verbunden.

WIE KÖNNEN SIE DAS MORPHOGENETISCHE FELD FÜR SICH NUTZEN?

Wechseln wir nun zum therapeutischen Aspekt. Wie kann der Therapeut es für seine Kunden nutzen? Wenn man mit Menschen arbeitet, kann man eine Verbindung zu diesem Feld schaffen. Zum Beispiel über Meditation oder Hypnose. Wenn Sie eine Entspannungstechnik oder Selbsthypnose beherrschen, können Sie das Feld natürlich auch selbst, ohne die Hilfe eines Therapeuten, nutzen. Befinden Sie sich in einem Entspannungszustand, dann öffnen Sie sich und Ihre Gedanken für das Feld. Wenn Sie jetzt etwas haben, das Sie erreichen bzw. lösen möchten, oder Sie auf der Suche nach einem fehlenden Puzzleteil für irgendetwas sind, dann stellt sich die Frage: Gibt es irgendjemanden auf der Welt, der in diesem Feld sein könnte und der die Fähigkeit, die Ressource oder die Lösung in sich trägt, um Ihnen weiterzuhelfen? Falls ja, können Sie sich damit verbinden und sich diese Ressource holen.

Zum Beispiel bei Menschen, die Krankheiten haben, sei es auch nur ein Hautausschlag, dann ist die Frage: Gibt es jemanden, der dies bereits überwunden hat, der sich davon heilen konnte, oder jemanden, der dies tun könnte? Dann ist die Information dazu im Feld vorhanden, Sie müssen dort nur danach suchen.

Die Schritte, das morphogenetische Feld für sich zu nutzen, sind also:

Sich verbinden → Infos holen → Infos nutzbar machen → in den Alltag integrieren

Das reine Bewusstsein

Da es in der Quantenheilung um Schwingungen und Frequenzen tief in einem selbst geht, wäre es von Vorteil, wenn man in sein reines Bewusstsein gelangen könnte. Aber was ist denn die Erfahrung des reinen Bewusstseins in der Meditation? Es ist etwas, worüber seit Jahrhunderten gesprochen wird, überwiegend in der asiatischen Philosophie, also im Hinduismus und Buddhismus. Dort gibt es eine lange Tradition, die besagt, man kann das Bewusstsein selbst erfahren – ohne Inhalte. Im

Westen ist dies ganz anders. Da ist Bewusstsein immer von etwas, etwas, das auf einen Gegenstand gerichtet ist, was einen Inhalt hat.

Die asiatischen Traditionen sagen, es gibt auch inhaltsloses Bewusstsein. Diese Frage kann man jetzt neu stellen, da sich die säkulare Meditationspraktik auf dem ganzen Globus ausgebreitet hat. Es wurden weltweit 3600 Meditierende gefragt, von denen 1400 Personen, aus 50 verschiedenen Ländern, in die engere Auswahl kamen. Mit ihrer Hilfe konnte man dem Phänomen des reinen Bewusstseins näherkommen. Die meisten von ihnen bezeichnen sich als spirituell, aber nicht religiös. Durch die sich sehr ähnelnden Erfahrungen zeigt sich nun ganz deutlich, dass es einen prototypischen Kernzustand gibt, der von der Kultur unabhängig ist.

Es wurde in der Meditationsforschung über das reine Bewusstsein auf drei Ebenen geforscht. Herauskam, laut Erfahrungen der Probanden, dass das reine Bewusstsein eine Erfahrung von Stille ist, eine Erfahrung von großer Klarheit.

Ein ganz wichtiges Element ist die Erfahrung der Wachheit selbst. Und dann gibt es die sogenannte phänomenale Signatur des Wissens, einfach zu erkennen, etwas zu wissen, aber ohne Subjekt und Objekt. Das Gefühl ‚Ich habe ein Einsicht' kann auch ohne einen Inhalt auftreten. Bewusstsein kann auftreten ohne jede Form von Ich-Gefühl, es kann auch auftreten ohne jede Form von Zeiterleben. Vergangenheit, Zukunft und Gegenwart existieren im Zustand des reinen Bewusstseins nicht mehr. Man ist eingebettet in einen zeitlosen Raum. Der Zustand des reinen Bewusstseins ist höchstwahrscheinlich mit einer bestimmten Signatur, einem bestimmten Muster im Gehirn verbunden.

Es wird vermutet, dass dieser sogar angeboren ist und jeder, auch nicht Meditierende, kennt ihn. Wir achten nur nicht darauf, weil so etwas in unserer Kultur schief belächelt wird. Es gibt außerdem zwei Dimensionen des reinen Bewusstseins, mit verschiedenen Tiefen: einmal die Dimension der Einfachheit und einmal die der Profundität. Diese ist so einfach, dass man womöglich nur mit den Schultern zuckt und einfach mit dem Alltag weiter macht. Die zweite ist so unerschöpflich tief, dass man nicht mal mehr darüber sprechen kann. Zumindest die meisten Leute nicht.

Die Quantenwelle

Die Quantenwelle ist ein Hilfsmittel auf dem Weg zu unserem reinen, göttlichen Bewusstsein. Wenn wir dieses Bewusstsein voll ausgeprägt hätten, dann bräuchten wir dieses Hilfsmittel nicht. Aber solange wir uns noch geistig oder körperlich mit etwas herumplagen, solange man denkt, man müsste sich noch von etwas heilen und die Gedanken nicht frei sind, so lange muss man auf Hilfsmittel zurückgreifen.

Eine Möglichkeit dafür ist die Quantenwelle. Dabei geht es darum, sich vorzustellen, das Problem, welches man hat, wäre schon gelöst. Das Gebrechen, das einem zu schaffen macht, wäre bereits geheilt. Hat man dieses Gefühl fokussiert, verbindet man sich durch die Quantenwelle mit seinem positiven Zukunfts-Ich, das dieses Problem bereits gelöst oder das Gebrechen bereits geheilt hat. Haben Sie am besten einen Stuhl in der Nähe, denn diese Verbindung kann sehr entspannend wirken und Sie verspüren eventuell den Drang, sich zu setzen. So wird auch der Bewusstseinsprozess der Selbstheilung aktiviert. Mit einer Welle kann natürlich nicht alles sofort gelöst werden, deswegen ist es auch ein Prozess. Es geht eher darum, das positive Bewusstsein zu aktivieren. Weg von den Sorgen und dem Negativen, hin zu dem Zustand, wie man es haben möchte.

Was sind eigentlich Quanten?

Um diese Frage zu beantworten, müssen wir ein bisschen in die Physik eintauchen.

Im 19. Jahrhundert hatte man in der Physik die Vorstellung, dass Prozesse kontinuierlich ablaufen. Ein Körper, wie zum Beispiel eine Metallkugel, die man durch Erhitzen zum Glühen bringen kann, würde also durchgehend, ohne Unterbrechung, sichtbares Licht ausstrahlen. Das tut die Metallkugel auch bei normaler Raumtemperatur, allerdings liegt dieses Licht im Infrarotbereich und

wir können es nicht sehen, nur durch eine Infra-
rotkamera. Nehmen wir nun unsere glühende Metallkugel, dann kann man messen, wie viel Licht
von jeder Farbe die Kugel abstrahlt, denn Licht ist
so gut wie immer aus unterschiedlichen Farben
bzw. Wellenlängen zusammengesetzt.

Nun gab es ein Problem mit solch heißen Kör-
pern, denn wenn man sie mit der alten Vorstellung, dass Licht kontinuierlich abgegeben wird,
und den damals für gültig gehaltenen physikali-
schen Gesetzen betrachtet, müsste so ein Körper
zu jedem Zeitpunkt nahezu unendlich viel Energie
abstrahlen, was, rein aus unserer Alltagserfah-
rung, überhaupt nicht möglich ist. Denn wenn Sie
den Backofen anschalten, um etwas zu backen,
dann explodiert er ja schließlich nicht. Also sollte
in der klassischen Physik die Verteilung so ausse-
hen: je kleiner die Wellenlänge, desto höher die
Strahlung.

Bei längeren Wellenlängen, wie zum Beispiel
Radiowellen, trifft diese Erklärung einigermaßen
zu. Aber für die kurzen Wellenlängen, deren
Stärke zurückgehen sollte, trifft das nicht zu. Im
Gegenteil – sie sollte immer weiter, bis ins Unend-
liche, steigen. Dieses Schwarzkörperstrahlungs-

problem, was auch Ultraviolettkatastrophe genannt wurde, wurde von dem deutschen Physiker Max Planck gelöst, indem er ein Quantum einführte. Er behauptete, dass Licht (und so auch Energie) nicht kontinuierlich abgegeben wird, sondern in Form von kleinen „Paketen", die er Quanten nannte.

Das bedeutet, dass Licht als ein Teilchen abgestrahlt werden sollte – was damals schon für Verwirrung sorgte, denn 100 Jahre zuvor wurde ja angeblich bewiesen, dass Licht eigentlich eine Welle sei. Die Energie dieses Teilchen gab Planck mit der Gleichung an: Energie gleich der Frequenz des ausgesendeten Teilchens mal die Planck'sche Konstante.

Der Grund, wieso die Strahlungsdichte bei hohen Frequenzen nach unten geht, lässt sich also nun mit der Quantisierung erklären. Je höher die Frequenz des Lichtes ist, desto mehr Energie benötigt das Teilchen. Für die hohen Frequenzen hat die Metallkugel aber nicht genug Energie zur Verfügung und so verringert sich die Abstrahlung von hohen Frequenzen. Die Theorie stimmte mit den realen Messwerten überein. Plancks Konstante ist so winzig klein, dass man das vorher nie gemerkt hat. Deshalb erscheint es auch so, als wären die Prozesse in unserer makroskopischen Welt kontinuierlich, aber angewendet auf die Größenordnung der Atome ist die Energie gequantelt.

Für viele Physiker war dies damals eine total absurde Vorstellung. Sogar Max Planck selbst wollte nicht so recht an seine eigene Theorie glauben. Stellen Sie sich vor, Sie haben sich ein paar Getränke gekauft und haben nun zwei Möglichkeiten: 1. eine Dose auszutrinken oder 2. gar nichts zu trinken. Die Quantentheorie würde Ihnen nun verbieten, nur die halbe Dose zu trinken oder auch nur einen Schluck zu nehmen. Sie können entweder nur die ganze Dose leer trinken oder gar keinen Tropfen zu sich nehmen. Das ist, im übertragenen Sinne, das Prinzip der Quantisierung. Die brachte in der Physik schließlich auch einen Stein ins Rollen.

Über die nächsten Jahrzehnte hinweg entwickelte sich nun langsam eine neue Theorie – die Quantenphysik und Quantenmechanik. Dank ihr können wir heute moderne Computer, Laser, Smartphones, LEDs, Magnetresonanztomografen und noch viele weitere tolle Geräte bauen. Und dies alles, weil man begonnen hat, die Energie zu quantisieren. Strahlung kann nur in Quanten, also in Teilchen, abgegeben werden. Wenn man Energie messen will, dann gibt es nur ein Planck, zwei Planck, drei Planck und so weiter, nichts dazwischen.

Also halten wir zusammenfassend noch einmal fest: Als Quanten bezeichnet man im Allgemeinen die Elementarteilchen und sie sind die kleinsten Einheiten bzw. Portionen in unserer Welt.

Quantenheilung

WAS IST QUANTENHEILUNG?

E s ist die wahrscheinlich einfachste Heilmethode, die man sich vorstellen kann. Es
heißt deshalb Quantenheilung, weil es sich
mit der Quantenphysik hervorragend erklären
und sogar beweisen lässt. Das heißt, wenn man
eine Hautschuppe von uns nimmt und uns (so wie
alles andere Existierende), bildlich gesehen, ganz
zerkleinert, bestehen wir am Ende nur noch aus
Atomen. Die Quantenphysiker haben mithilfe eines Teilchenbeschleunigers herausgefunden, dass
Teilchen sich anders verhalten, wenn sie bewusst
wahrgenommen bzw. beobachtet werden. Verein-
facht dargestellt wirbeln sie die Teilchen herum

und schleudern sie dann gegen eine Wand, um sie anschließend zu untersuchen.

Übertragen auf die Quantenheilung bedeutet dies Folgendes: Wenn Sie zu einem Heilpraktiker gehen, dann heißt das in der Regel, dass Sie ein bestimmtes Problem mitbringen, zum Beispiel körperliche Schmerzen, Verspannungen oder Magenprobleme, aber auch seelische Probleme, wie beispielsweise Liebeskummer, Panikattacken oder Prüfungsängste. Dieses Thema tragen Sie in Ihrem Körper-Geist-System mit sich herum. Irgendwo sind also Ihre Atome so durcheinander geraten, dass dieses Problem da ist, wo es ist. Das Nutzen der Teilchen zum Lösen Ihrer Beschwerden nennt man dann die Quantenheilung.

Um die Atome, um die es geht, ein bisschen greifbarer zu machen, hier mal ein paar Zahlen: Was meinen Sie, aus wie vielen Körperzellen ein durchschnittlicher menschlicher Körper besteht? Es sind circa 100 Billionen Zellen. Eine einzelne Körperzelle ist ungefähr 0,02 Millimeter groß bzw. klein. In einer einzigen Zelle sind unfassbar viele Atome, nämlich ganze 36 Billionen.

Wie man vielleicht noch aus der Schulzeit weiß, fliegen um jedes Atom Elektronen.

Zwischen Atomkern und Elektronen ist nichts. Und genau um dieses Nichts geht es in der Quantenheilung. Die Teilchen haben dort genug Platz, um sich durch das bewusste Wahrnehmen tatsächlich anders zu verhalten. Die vorhandene Blockade bzw. das Problem sitzt oder schwingt immer tiefer als der Normalzustand. Durch die Quantenheilung löst man eine höhere Schwingung aus und diese zieht automatisch die tiefere Schwingung mit, erhöht diese und löst somit die Blockade. Aus diesem Grund ist diese Heilmethode auch für sämtliche Probleme und Beschwerden einsetzbar und es entstehen auch keinerlei Nebenwirkungen.

WIE ERFOLGT DIE BEHANDLUNG?

Damit die Quantenheilung auch bestmögliche Erfolge erzielen kann, gibt es zwei Vorbereitungen, die man selbst vor der eigentlichen Behandlung treffen kann. Dies ist jedoch nicht zwingend notwendig.

1. Der Muskeltest, um sein sogenanntes Selbstsabotageprogramm aufzuheben:

Man legt die rechte Hand auf sein Herz, berührt dort den sogenannten heilenden Punkt unter dem Schlüsselbein. Man bewegt die Hand ganz langsam in kreisenden, massierenden Bewegungen im Uhrzeigersinn von innen nach oben außen. Währenddessen spricht man innerlich den Satz „Obwohl ich ... liebe und akzeptiere ich mich so, wie ich bin" Anstelle der Punkte nennen Sie ihr Problem, weswegen Sie behandelt werden möchten. Dies wiederholen sie dreimal. Während sie reiben, geht der Satz, für den Moment der Anwendung, in ihr System über und löst somit das Selbstsabotageprogramm auf.

2. In das Herzensfeld gehen:

Stellen Sie sich vor, sie sind winzig klein und befinden sich in der Mitte Ihres Kopfes, steigen auf eine Rutsche und rutschen direkt hinunter in Ihr Herz. Sie fallen sozusagen von der Kopfebene, also dem Verstand, nach unten in die Herzensebene. Sie befinden sich nun, ganz klein, in der Mitte ihres Herzens. Sie atmen, denken und fühlen nun aus Ihrem Herzen heraus. Und mit jedem Atemzug wird das Feld um Ihr Herz herum größer. Sie sind jetzt nicht mehr in Ihrem Verstand, sondern in Ihrem Herzen und damit erhöht sich automatisch Ihre Schwingung.

Der Heiler folgt dann dem gleichen Prinzip wie die Forscher in ihrem Teilchenbeschleuniger. Er sucht sich in ihrem System zwei Punkte, welche ist dabei völlig egal, und verbindet sie innerlich miteinander. So haben die Teilchen, die zu ihrem Problem existieren, auch die Möglichkeit, sich komplett anders zu verhalten. Wenn sich diese Teilchen, wie auch immer, dazu entschließen, dies zu tun, dann fühlt es sich für Sie so an, als würde eine Energiewelle angerauscht kommen. Dadurch fangen die Menschen während der Behandlung an zu schwanken, ganz viele fallen dabei sogar um, es tritt jedoch keine Bewusstlosigkeit ein. Anderen laufen einfach die Tränen oder sie fangen an zu kichern, manchmal passiert auch alles auf einmal. Danach sollten sie sich am besten einen Moment hinlegen, um sich auszuruhen, sodass sich die eben durcheinander gebrachten Teilchen ganz in Ruhe wieder neu ausrichten können.

2-PUNKT-METHODE ZUR SELBSTANWENDUNG

Zuerst sollten Sie, um bestmögliche Ergebnisse zu erzielen, die Punkte 1 und 2 aus dem vorherigen Kapitel anwenden.

In unserem Beispiel nehmen wir als Berührungspunkte Daumen und Zeigefinger einer beliebigen Hand. Führen Sie diese nun zusammen und konzentrieren Sie sich auf den Punkt, an dem beide Finger sich berühren. Wie fühlt sich dieser Berührungspunkt an? Ihre gesamte Aufmerksamkeit sollte jetzt auf diesem Punkt liegen. Fühlt es sich warm an? Fühlt es sich kalt an? Kribbelt es vielleicht? Fühlen Sie die Energie fließen? Und wenn Sie diesen Punkt in Ihrem Bewusstsein haben, dann schließen Sie Daumen und Zeigefinger der anderen Hand, wie Sie es eben schon auf der anderen Seite getan haben. Ihre Aufmerksamkeit geht jetzt hinüber zu diesem zweiten Berührungspunkt. Inwiefern fühlt sich dieser Punkt anders an als der erste?

Sobald Sie mit Ihrer Aufmerksamkeit komplett bei diesem zweiten Berührungspunkt sind, verbinden Sie den zweiten Berührungspunkt zurück zum ersten, indem Sie gedanklich einen Lichtbogen ziehen. Diesen Bogen aus Licht halten Sie in Ihren Fingern. Während Sie den Bogen gedanklich halten, sind Sie mit Ihrer Aufmerksamkeit bei beiden Punkten gleichzeitig. Sie geben Ihrem Verstand somit eine Aufgabe: Er führt eine Messung durch – es gibt einen Anfangspunkt und einen Endpunkt, die im Geiste verbunden werden. Während Sie den Lichtbogen halten, geben Sie Ihre Absicht der Heilung ein.

Was möchten Sie bewirken? Zum Beispiel Auflösung meiner Rückenschmerzen oder Transformation meiner Panikattacken auf allen Ebenen. Sprechen Sie also Ihre Absicht laut aus: „Auflösung meiner Schulterschmerzen, denn alles ist Licht und Information". Nachdem Sie Ihre Absicht gesprochen haben, atmen Sie tief ein und aus und lassen Sie beim Ausatmen alles los, was Sie gedanklich an dieser Absicht bzw. an diesem Problem hält. Ungefähr so wie einen Luftballon, den Sie in den Himmel steigen lassen. Danach sagen Sie den Satz „Es ist schon gelöst". Ab diesem Zeitpunkt sind Sie mit Ihrer Aufmerksamkeit nur noch bei dem Lichtbogen, den Sie immer noch in den Händen halten. Man kann während der

Heilung seine Augen entweder schließen oder geöffnet lassen, mit Blick in die Ferne, die Unendlichkeit. Sie sollten dabei nicht starr und fokussierend blicken, sondern weich – Sie blicken durch alles hindurch.

Nach und nach stellt sich ein friedliches Gefühl ein, welches sich ausbreitet. Dieses friedliche Gefühl beobachten Sie nun zusätzlich zu den zwei Berührungspunkten bzw. dem Lichtbogen, den Sie in den Händen halten. Beobachten Sie nun, wie dieses Gefühl immer größer und größer wird und sich in Ihnen ausbreitet. Achten Sie darauf, dass die Atmung ganz entspannt weiter fließt. Geben Sie dem Gefühl mehr und mehr Raum und verweilen Sie so lange in diesem Zustand, wie es angenehm für Sie ist. Jetzt findet Heilung statt, genau jetzt sind die Selbstheilungskräfte am Arbeiten. Entscheiden Sie selbst, wie lange die Heilung dauert.

Bevor Sie zum Ende kommen, gehen Sie noch einmal in das Gefühl der Dankbarkeit. Bedanken Sie sich bei sich selbst. Sofern Sie die Augen geschlossen hatten, können Sie diese jetzt öffnen. Sie können die Finger öffnen und ausschütteln. Trinken Sie gern ein Glas Wasser.

ANLEITUNG ZUR HEILUNG DRITTER

Man kann die Quantenheilung bei anderen anwenden, wenn derjenige anwesend ist, man kann aber auch eine sogenannte Fernheilung durchführen. Das Prinzip ist hierbei das gleiche, wie ich es bereits bei der Selbstheilung beschrieben habe.

Anwesende Person

Ist die Person, die Sie heilen möchten, anwesend, berühren Sie vorzugsweise deren Schulter als ersten Berührungspunkt. Den zweiten Punkt bilden Sie wieder mit Ihrem Daumen und dem Zeigefinger. Zwischen diesen beiden Punkten spannen Sie wieder den gedanklichen Lichtbogen, dann gehen Sie vor wie bei dem Prinzip der Selbstheilung.

Fernheilung

Sie können die Quantenheilung auf jegliche Entfernung, von überall auf der Erde, anwenden. Befindet sich derjenige, den Sie heilen wollen, also nicht in Ihrer Nähe, nehmen Sie sich einen Gegenstand zur Hilfe, der die zu behandelnde Person symbolisiert. Diesen Gegenstand legen Sie in Ihre Hand und schließen darum wieder Ihren Daumen und Ihren Zeigefinger. Dies ist der erste Berührungspunkt. Den zweiten Berührungspunkt bilden Sie mit Daumen und Zeigefinger der anderen Hand und spannen so wieder gedanklich Ihren Lichtbogen. Gehen Sie im restlichen Verfahren wieder genauso vor wie zuvor. Bleiben Sie so lange in dem friedlichen Zustand, bis Sie keine Energie mehr spüren.

Die Fernheilung eignet sich besonders zur Behandlung von Tieren, da diese meist nicht gern von fremden Personen berührt werden, insbesondere wenn sie Schmerzen haben.

Heilungsformen

D a Quantenheilung viel mit unserer Seele und unserem Bewusstsein zu tun hat, gibt es in diesem Bereich auch viele verschiedene Heilverfahren, da sie auch mit Schwingungen arbeiten. In diesem Kapitel möchte ich gern einige ausgewählte Methoden, mit kurzen Anleitungen vorstellen.

FREMDENERGIEN AUFSPÜREN UND AUFLÖSEN

Diese Methode ist zum Beispiel eines der Hauptthemen in der schamanischen Heilarbeit. Ich möchte Ihnen kurz erklären, was eine Fremdenergie eigentlich ist. Wenn Sie sich jetzt ein Wasserkraftwerk vorstellen, bei welchem oben Wasser gestaut ist, das anschließend durch ein Rohr in die Turbine geleitet wird, damit Energie erzeugt wird, dann ist oben das Fassungsvermögen des Wasserbehälters die Energie. Wenn die Schleusen aufgemacht werden und das Wasser durch das Rohr in die Turbine geleitet wird, dann ist das zielgerichtete Energie. Das ist auch gleichzeitig die Kraft. Und wenn Sie diese Kraft bzw. zielgerichtete Energie in sich haben, dann können Sie die Dinge, die Sie möchten, einfacher erreichen. Im Indianischen sagt man auch „Die Kraft ist unsere Medizin".

Man kann also mit den Prozessen, die das Leben mit sich bringt, fließen und geht nicht in den Widerstand. Die Fremdenergie ist jetzt eine Energie, die ein anderes Interesse verfolgt als unsere natürlich vorhandene, zielgerichtete Energie und sie will uns sozusagen auf schiefe Bahnen lenken. Deswegen ist es gut, sich um diese Fremdenergien zu kümmern. Ein grundlegendes Verständnis, das zu diesem Thema generell sehr wichtig ist: Fremdenergien zeigen nur etwas auf, das vorher schon da war. Es kann Sie also nur eine Energie von außen von Ihrem Weg abbringen, wenn Sie sozusagen Ihr O. K. dazu gegeben haben. Das ist etwas, das unbewusst passiert.

Zum Beispiel durch mangelnde Selbstliebe und mangelnden Selbstwert, durch Grenzen, die Sie nicht setzen können. Fremdenergien fühlen sich nicht schön an, zeigen uns aber unsere Probleme auf. Es ist nun genauso wichtig, sich um den Punkt, den sie Ihnen aufzeigen, zu kümmern, wie die Fremdenergie aufzulösen. Die Fremdenergien können genauso auch aus unaufgelösten Erfahrungen oder Erlebnissen aus einem vergangenen Leben oder natürlich auch von anderen Menschen kommen. Es können schlechte Gedanken sein wie Neid, Missgunst, Hass oder Wut.

Wie finden Sie nun heraus, ob Sie solche Fremdenergien in sich tragen? Am besten tun Sie dies mit dem kinesiologischen Kipptest. Stehen Sie dazu auf und legen Sie beide Hände übereinander auf Ihre Brust, über Ihr Herz. Sagen Sie nun dreimal hintereinander das Wort „Ja" und achten Sie darauf, ob Ihr Körper dabei nach vorn oder nach hinten kippt. Manchmal ist dieses Kippen nur eine ganz feine Körperbewegung. Wenn Sie es öfter praktizieren, werden Sie es mit der Zeit immer eindeutiger erkennen. Sagen Sie dreimal hintereinander das Wort „nein", kippt Ihr Körper in eine andere Richtung.

Es ist wichtig zu wissen, welche Seite Ihr „JA" und welche Seite Ihr „Nein" ist. Legen Sie jetzt Ihre Hände wieder übereinander auf Ihre Brust und fragen Sie „Habe ich Fremdenergien in mir?". Nun werden Sie in die entsprechende Richtung für „Ja" oder „Nein" kippen, welche Sie vorher festgelegt haben. Lautet die Antwort nein, ist natürlich kein weiteres Vorgehen notwendig. Ist das Ergebnis „Ja", gehen Sie wie folgend beschrieben vor.

Es gibt drei Energien, die die Fremdenergien für Sie lösen können. Dies wäre zum einen Erzengel Michael, Erzengel Metatron und der aufgestiegene Meister ElMorya, welcher der blaue Strahl der Heilung ist. Das sind die drei Geistwesen, die Sie unterstützen. Wenn Sie also Fremdenergien bei sich haben, setzen Sie sich hin, schließen Sie Ihre Augen und bitten Sie Erzengel Michael, Erzengel Metatron und ElMorya darum, Ihr Energiefeld von all den Fremdenergien zu reinigen und diese aufzulösen. Fügen Sie Ihrer Bitte hinzu: „Vollständig. Jetzt". Bitten Sie nun darum, dass alle geheilten Anteile zu Ihnen zurückkommen, die Sie brauchen. Warten Sie in etwa eine Minute, bis sich alles ausgeschwungen hat. Testen Sie anschließend gern noch einmal mit dem Kipptest, ob sich etwas verändert hat bzw. ob die Heilung erfolgreich war. Sollten Sie Energien in sich tragen, die tiefer sitzen und die Sie nicht erreichen können, fragen Sie am besten einen professionellen Heiler um Rat.

FERNHALTEN NEGATIVER ENERGIEN AUS HAUS ODER WOHNUNG

Wie wir bereits gelernt haben, besteht alles auf der Welt aus schwingenden Teilchen bzw. Atomen. Deshalb kann die Quantenheilung natürlich nicht nur auf uns, sondern auch auf Tiere, Pflanzen oder, wie in diesem Abschnitt beschrieben, auch auf unsere Wohnung angewendet werden.

Aus dem Feng-Shui weiß man, dass unser Wohnraum sehr eng mit uns verbunden ist. Die Energien, die Ordnung und die Reinheit in der Wohnung haben auch etwas mit unserem Energielevel zu tun. Unsere Wohnung ist wie unsere Höhle, in die wir uns vor der Welt, von Veränderungen oder

Herausforderungen zurückziehen können, um uns dort aufzuladen. Also ist es wichtig, dass wir eine gute Energie in der Wohnung oder in unserem Haus haben und dafür sorgen, dass negative Energien aus der Umwelt, von außen, nicht eindringen können.

Die Tür ist hier natürlich der Eingang – das Portal – zu unserem heiligen Raum, durch den die Energien hereinkommen. Und da ist es für uns wichtig, ganz klar zu entscheiden, welche Energien wir hineinlassen und welche nicht. Dies ist leider nicht immer möglich, da natürlich auch jeder Besucher Energien mitbringt, die dann in der Wohnung bleiben. Deshalb möchte ich Ihnen jetzt gern verraten, wie Sie verhindern können, dass ungewollte Energien in Ihren Raum eindringen. Dazu gibt es mehrere Methoden. Am besten ist es, diese miteinander zu kombinieren.

Zuerst platzieren Sie ein gleichschenkliges Dreieck über der Tür. Dies können Sie entweder malen oder Sie fertigen sich eines aus Holz. Noch besser eignet sich jedoch Metall. Dieses Dreieck ist ein in sich geschlossenes System, das nichts von außen hereinlässt. Darin wird die Energie potenziert und es strahlt aus. Durch die Stabilität schafft es einen

Raum, in dem nicht einfach andere Energien hineindiffundieren können.

Das zweite Symbol sind drei ineinander gezeichnete, immer größer werdende Quadrate. In diesen Quadraten ist eine Blüte mit 4 Blütenblättern, die jeweils wieder in drei Bereiche unterteilt sind. Dieses Symbol hängen Sie außen, mittig an die Tür. Symbolisch gesehen fangen sich die Blütenblätter an zu drehen, wenn unerwünschte Energien versuchen, einzudringen, und befördern diese so weiter nach außen. Die drei Quadrate stehen hier wieder für die Stabilität.

Das nächste Ritual vollziehen Sie vor der Schwelle Ihrer Tür, besitzen Sie ein Grundstück, können Sie aber auch komplett um dieses herumgehen. Dazu benötigen Sie gemahlenen Kaffee. Man kann auch Asche aus einem zeremoniellen Feuer oder rituell gerauchten, reinen Tabak verwenden. Ebenso funktionieren gemahlene Papaya-Kerne oder Beifuß-Samen. Am einfachsten für Anfänger ist jedoch der gemahlene Kaffee. Am effektivsten ist es, wenn man nicht einfach nur das Kaffeepulver verwendet, sondern Kaffeesatz von Kaffee, den man bewusst mit guten Gedanken getrunken hat. Geben Sie den Kaffeesatz in eine

Schüssel und lassen Sie ihn trocknen. Zünden Sie eine Kerze oder Räucherstäbchen an und nehmen Sie ein paar tiefe, bewusste Atemzüge. Nehmen Sie das Pulver und streuen Sie es, von links nach rechts, im Halbkreis vor Ihre Tür.

Wenden Sie es auf Ihr komplettes Grundstück an, dann gehen Sie im Uhrzeigersinn. Sprechen Sie dabei: „Ich segne diese Schwelle. Dieses Haus (diese Wohnung) ist geschützt, ausgeglichen, gesegnet und gereinigt. So sei es und so ist es". Nun sollte sich eine energetische Schutzmembran um Ihre Tür bilden, welche wie ein Filter viele der unerwünschten Energien draußen hält.

Passend dazu, erfahren Sie im nächsten Abschnitt, wie Sie Ihr Haus/Ihre Wohnung von bereits vorhandenen negativen Energien befreien können.

ENERGETISCHE HAUSREINIGUNG

Wenn Sie vielleicht gerade umgezogen sind, dann ist es wahrscheinlich, dass die vorherigen Bewohner dort ihre negativen Energien sozusagen zurückgelassen haben. Sei es, weil sie verstorben sind oder sich einfach nur viel gestritten haben.

Diese Energien sollten Sie erst einmal loswerden, deshalb ergibt es Sinn, die neue Wohnung nach jedem Umzug erst einmal energetisch zu reinigen. Aber auch zwischendurch kann es immer wieder sinnvoll sein, solch eine Reinigung durchzuführen, denn nach jedem Streit oder jedem negativen Gefühl wie Wut oder Traurigkeit bleibt eine schlechte Energie in Ihrem Wohnraum zurück.

Zu Anfang stellen Sie eine weiße Kerze in dem Zimmer auf, in dem Sie beginnen, und Sie zünden sie an. Diese sorgt für Licht und Reinheit. Dann benötigen Sie ein Bündel weißen Salbei zum Räuchern. Diesen können Sie, falls vorhanden, entweder direkt aus Ihrem Garten ernten, trocknen und bündeln oder in einem entsprechenden Fachgeschäft fertig kaufen. Notfalls funktioniert es aber auch mit einem handelsüblichen Räucherstäbchen.

Das Allerwichtigste beim Reinigen Ihrer Wohnung ist Ihre innere Einstellung. Am besten gehen Sie, bevor Sie mit der Hausreinigung beginnen, erst einmal zu Ihrer Kerze und Sie konzentrieren sich darauf, dass Sie selbst lichtvoll sind, nur die besten Absichten haben und mit einer positiven Energie an das Ganze herangehen. Sie sind jetzt derjenige, der seine Liebe in alle Energiefelder, alle Räume und alle Ecken hineinfließen lässt.

Entzünden Sie nun den weißen Salbei. Tun Sie dies am besten an einem geöffneten Fenster, da zu Anfang die Rauchentwicklung doch ziemlich intensiv ist. Bevor Sie mit der Wohnung beginnen, fächern Sie mit dem räuchernden Salbei einmal an Ihrem ganzen Körper entlang und sagen dabei folgenden Satz: „Alles, was nicht meins ist, alles, was nicht zu mir gehört, darf nun gehen." Gehen Sie nun mit dem Salbeibündel durch das komplette Zimmer – an allen Wänden entlang, durch alle Ecken und räuchern Sie mit kreisenden Bewegungen die schlechten Energien aus. Vielleicht spüren Sie auch, dass in einer Ecke besonders viele negative Energien herrschen, dann lassen Sie dort den Rauch etwas länger aufsteigen. Wiederholen Sie regelmäßig den Satz „Alles, was nicht meins ist, alles, was nicht zu mir gehört, darf nun gehen". Wiederholen Sie dies in allen Räumen Ihrer Wohnung.

LICHTHEILUNG

Es gibt verschiedene Ursachen für Krankheiten. Diese können körperlich, psychisch oder energetisch sein. Zum Beispiel, wenn man sich viel mit Menschen umgibt, die schlechte Energien in sich tragen, man hat zu viel seiner eigenen Energie „ausgegeben" oder schlechte Energien durch Auseinandersetzungen gebildet. Dies kann dann, genau wie körperliche oder geistige Ursachen, negative Auswirkungen auf Ihre Gesundheit haben. Und so wie Krankheiten verschiedene Ursachen haben, können sie auch auf verschiedenen Ebenen geheilt werden. Eine Methode dafür ist die Lichtheilung. Dies ist jede Form von Energieübertragung, insbesondere von Menschen, die ein reines Leben führen, die also eine besonders lichtvolle Aura haben. Man muss sich also bewusst für höhere Frequenzen öffnen und Licht- oder Engelswesen darum bitten, einem zu helfen.

Lichtheilung ist eine Form der Energieheilung mit höheren Frequenzen. Das Seelenlicht hat jeder Mensch in sich und kann dies auch spüren. Das kraftvollste, konzentrierteste Licht haben wir in unserer Seele, sozusagen unser Lichtspeicher. Wie eine innere Sonne, aus der heraus wir gesunden können. Das Licht strömt ständig in unserem Körper und lässt Austauschprozesse vonstattengehen. Jetzt, genau in diesem Moment, haben wir alle ca. 10 Millionen Zellen verloren, aber genauso viele wurden auch wieder neu gebildet. Dies ist ein durch Licht gesteuerter Austauschprozess. Lichtimpulse steuern die Erneuerungsprozesse unserer Zellen und durchfluten diese.

Dies wurde bereits in den 70er-Jahren durch Prof. Dr. Fritz-Albert Popp bewiesen. Licht ist, genau wie Wasser, ein Informationsträger und in unserem Seelenlicht sind alle Informationen enthalten, wie es in unserem Körper gesund und natürlich funktioniert.

Ihre Gedanken haben eine große Wirkung darauf, wie hell Ihr Seelenlicht scheint oder nicht. Haben Sie etwas Schlimmes erlebt oder stecken Sie in einer schlechten Phase, dann ist das Licht sozusagen verknäult und fließt weniger. Haben Sie positive Gedanken, strahlt das Licht heller und kann somit auch besser fließen. Wenn ein Mensch eine tolle, selbstbewusste Ausstrahlung hat, leuchtet dieser richtig und es herrscht eine Präsenz, wenn so jemand einen Raum betritt. Sie können nun, wenn Sie verknautschte Lichtstellen in sich haben, diese durch Ihre Gedanken wieder in Form bringen und sie wieder dem normalen Lichtstrom zuführen. Licht bringt in Form. Dazu nutzen Sie am besten eine angeleitete Meditation, um sich nach innen zu wenden und das Licht zu leiten und es zu bitten, sich auszubreiten und das Leuchten zu spüren. Durch Seminare können Sie auch lernen, wie Sie die Meditation selbst durchführen und anleiten können. Die Lichtheilung kann man auch auf körperliche Beschwerden leiten, dazu werden besondere Erlebnisseminare angeboten.

FARBHEILUNG

Jeder Mensch hat eine persönliche Kraftfarbe, mit der Beschwerden gelindert werden können. Eine Behandlungsmethode in der Farbtherapie ist die Bestrahlung bestimmter Punkte, mit der Farbakupunkturlampe. Wie in der gewöhnlichen Akupunktur gibt es für alle Beschwerden bestimmte Behandlungspunkte.

Wir alle tragen die Regenbogenfarben in uns. Diese Farben zusammen ergeben im Gleichgewicht den Farbton weiß. Dieses Farbgleichgewicht kann durch äußere Einflüsse durcheinander geraten, wenn man sich zum Beispiel ungesund ernährt oder wenn man traurig ist. Das Ungute an diesem Ungleichgewicht ist, dass jedes Chakra und jedes Organ einer bestimmten Farbe zugeordnet ist, und dies somit Auswirkungen auf ebendiesen Bereich haben kann. In der Farbtherapie kann man nun für jemanden die passende Farbe herausfinden und ihm dadurch helfen. Dafür gibt es die Bestrahlungsheilfarben. Ich möchte gern ein paar Beispiele aufzählen:

<u>Blau</u> nutzt man für bzw. gegen Verbrennungen und Schwellungen jeglicher Art. Auch um den Appetit zu verringern, wenn man zum Beispiel abnehmen möchte, ist blau gut geeignet.

<u>Orange</u> fördert den Appetit, hilft aber auch, wenn man sehr melancholisch ist oder zu Depressionen neigt, um wieder Kraft zu schöpfen.

<u>Grün</u> ist DIE Heilfarbe schlechthin. Wenn man zu viel von einer Farbe aufgenommen hat, ist Grün zum Neutralisieren. Es ist gut für die Leber und die Galle, es hilft, wenn man wütend oder aufbrausend ist. Grün wird auch eher nicht als Wandfarbe empfohlen, denn wenn man es zu viel um

sich herum hat, kann es passieren, dass man starrköpfig oder geizig wird.

<u>Gelb</u> ist die Farbe gegen Ängste und regt alle Säfte an. Das bedeutet, unsere Drüsen im Körper produzieren Säfte. Aus verschiedenen Gründen kann es dort plötzlich einen Stau geben. Zum Beispiel aus Angst; man verkrampft und die Säfte fließen nicht mehr richtig. Dann hilft Gelb. Auch für die Konzentration, indem die Säfte im Gehirn angeregt werden.

Der Farbton <u>Gelbgrün</u> (Lemon) ist gut, um Altes loszulassen. Zum Beispiel ein lang anhaltender, chronischer Husten. Husten bedeutet, lösen von der Vergangenheit und Gelbgrün unterstützt dabei.

<u>Rot</u> wird bei sehr schweren Leberbeschwerden eingesetzt, aber auch bei sehr schweren Verdauungsproblemen. Die Farbe dient dazu, um den „Anfangskick" in der Behandlung zu geben, danach behandelt man mit der Farbe Gelb weiter. Es ist die einzige Farbe, die man höchstens drei Minuten benutzen darf, da es eine sehr aggressive Farbe ist.

<u>Türkis</u> ist vor allen Dingen für Frauen wichtig. Für Männer natürlich auch, aber ganz besonders

für die Frauen. Es wird zur Heilung der Schild-drüse angewendet und diese korrespondiert mit der Gebärmutter. Türkis steht für die innere Wahrheit. Vor allem braucht man dies, wenn man viel umgeben ist von Elektrosmog, WLAN und dergleichen.

Violett ist die Farbe der Reinigung. Wenn man zum Beispiel fasten möchte, ist dies eine gute Unterstützung. Es ist auch wichtig für die Milz. Die Milz ist unser Blutfriedhof, dort werden die alten Blutplättchen abgebaut und die Farbe Violett ist dort eine gute Unterstützung. Es verbindet auch beide Hirnhälften und verhilft, mehr Zugang zur Mystik zu bekommen.

Braun Vermittelt ein allgemeines Gefühl der Geborgenheit.

Farbtherapie für die Seele kann man auch, egal, in welchem Alter, über die Nahrung praktizieren. Da durch braune Lebensmittel ein Gefühl der Geborgenheit vermittelt wird, isst man bei Liebeskummer oder sonstigem Frust auch so gern Schokolade.

Sie können auch eine kleine Farbmeditation zur Reinigung selbst durchführen, dazu hier eine kleine Übung:

Schließen Sie die Augen und stellen Sie sich vor, Sie gießen eine violette Flüssigkeit über Ihren Scheitel. Diese verteilt sich nun durch Ihren Kopf – vor allem durch Mund, Nase, Ohren und Hals. Sie fließt dann weiter über die Schultern, die Arme entlang bis zu den Fingerspitzen. Stellen Sie sich weiter vor, das Violett geht den ganzen Rumpf entlang, vor allem durch die Drüsen und ganz besonders auf der linken Seite an der Milz vorbei. Es geht weiter durch den Unterleib und verteilt sich weiter über die Oberschenkel, durch die Knie zu den Unterschenkeln, zu den Knöcheln, der Ferse, den Zehen und geht tief in die Erde.

Lebendiges Wasser

Wasser ist flüssiger Geist und ein kosmisches Kommunikationsmittel. Jedes Quellwasser ist ein unspezifisches flüssiges Homöopathikum. Die Homöopathie ist ja mittlerweile als natürliche Form von Informationsaufnahme und -übertragung allgegenwärtig.

Wasser hat ein natürliches, energetisches Potenzial, es ist lebendig. Drückt man Wasser über 2,5 Bar, geht dieses energetische Potenzial kaputt, die Mineralien rotten sich zusammen und können so nicht mehr durch das Wasser aufgenommen werden. Das Wasser ist also sozusagen tot. Früher betrug die Leistung, welche in den Wassertürmen genutzt wurde, noch unter 2,5 Bar. Das Wasser war lebendig, die Energie vorhanden und zwischen Schadstoffen und Mineralien herrschte ein Fluss, ein Gleichgewicht. Ab 1965 wurden leistungsstärkere Pumpen mit 4 Bar eingeführt. Dies führte dazu, dass das Wasser, welches bei den Menschen letztendlich ankommt, tot ist. Seitdem sind auch die Stoffwechselerkrankungen in der Menschheit um ca. achtzig Prozent gestiegen.

Schadstoffe im Wasser werden erst dann zur Belastung, wenn der Körper keine Energie mehr hat, um diese loszuwerden. Ein Immunsystem lebt und steigert sich durch natürlich strukturierte, energetische und bioverfügbare Kräfte. Wenn Sie zum Beispiel als vitaler Mensch, mit einem gesunden Immunsystem, ein vitales Wasser mit einem Schadstoff X trinken, dann sagt der Körper ,Hmm, lecker Wasser', aber der Schadstoff X? Raus damit! Auch bei totem Wasser mit dem Schadstoff X wird der vitale Körper keine Probleme haben. Trinkt jedoch der schlappe Körper das Wasser mit dem Schadstoff X, dann hat er ein Problem. Er selbst hat keine Energie mehr, das Wasser bringt ihm keine Energie und dann noch die Schadstoffe.

Durch mangelnde Energie kann er diese Schadstoffe nicht fernhalten und lagert diese im Bindegewebe ab. Lebendiges Wasser ist also so gesehen ein unspezifisches Heilmittel. Haben Sie jedoch keine Angst vor etwaigen Schadstoffen, denn die Angst ist noch toxischer als das Toxin selbst. Halten Sie Ihren Körper nur stets gesund und energetisch rein, denn sich vor den Schadstoffen zu retten, ist heutzutage einfach unmöglich.

Unser Körper besteht zu 80 Prozent aus lebendigem Wasser. Und Wasser reagiert auf Frequenzen bzw. Schwingungen. Es nimmt unter verschiedenen Frequenzen verschiedene Formen an. Dies kann man sehr gut nachweisen, indem man einen Wassertropfen einfriert, die Eiskristalle fotografiert und seine Form dann unter einem Mikroskop analysiert. Spielt man ihm beispielsweise die Tonleiter vor, dann hat er bei jedem Ton eine andere Form. Wir stehen aber erst am Anfang, überhaupt zu begreifen, wie eng wir selbst tatsächlich mit dem Geheimnis des Wassers verknüpft sind.

Sie können Ihr Trinkwasser auch ganz einfach selbst wieder energetisch aufbereiten, um seine natürliche Qualität hervorzubringen. Dazu besorgen Sie sich einfach eine sogenannte Aladin-

Karaffe. Durch ihre natürliche Form und die Formenkraft, die dadurch auf das Wasser wirkt, bringt sie das Wasser wieder in ihre alte Quellwasserqualität zurück.

Haben Sie Haustiere? Dann testen Sie es gern einmal aus. Stellen Sie ihnen einen Napf mit Wasser direkt aus der Leitung hin und einen mit dem wiederbelebten Wasser aus der Karaffe. Sie werden sehen, die Tiere bevorzugen das revitalisierte Wasser.

Die Kraft
der Gedanken

Kaum etwas hat mehr Einfluss auf Ihr Leben als Ihre Gedanken. Ihre Gedanken beeinflussen maßgeblich, wie Sie sich fühlen, was Sie tun und was Sie erreichen. Ich möchte Ihnen erklären, wie die Macht der Gedanken wirklich funktioniert. Zuallererst räumen wir mit einem großen Missverständnis auf, denn oft haben Menschen ein falsches Verständnis davon, wie die Macht der Gedanken funktioniert. Sie glauben, dass Sie nur die richtigen Gedanken an das Universum schicken müssen, um all das zu bekommen, was sie sich wünschen. Doch das ist nicht richtig. Das Gesetz der Anziehung funktioniert nicht auf diese Weise.

Wenn Sie den ganzen Tag auf der Couch liegen, dann ist es relativ egal, welche Gedanken Sie an das Universum schicken. Es wird sich nichts verändern. Ja, Ihre Gedanken sind enorm machtvoll, aber nicht, weil Sie durch sie auf irgendeine magische Art und Weise einen Porsche, ein Haus am See oder Ihren Traumpartner anziehen werden, sondern weil sie maßgeblich dafür verantwortlich sind, wie Sie sich fühlen, wie Sie sich selbst sehen und wie Sie handeln. Lassen Sie uns nun sehen, wie die Macht der Gedanken wirklich funktioniert.

Pro Tag haben wir im Durchschnitt zwischen fünfzig- und sechzigtausend Gedanken. Viele dieser Gedanken sind unbewusst. Sie sprudeln aus uns empor wie Wasser aus einem Springbrunnen. Das heißt, wir denken den ganzen Tag vor uns hin, sind uns meist aber gar nicht bewusst darüber, was wir genau denken. Dabei beeinflussen diese Gedanken maßgeblich unser Leben. Um diesen Zusammenhang herzustellen, möchte ich Ihnen kurz jemanden vorstellen: Albert Ellis war ein amerikanischer Psychologe und Autor. Dieser Mann wurde zu einem der bedeutendsten Psychologen des letzten Jahrhunderts gewählt. Das liegt daran, dass er einer der Pioniere der kognitiven Verhaltenstherapie war. Dies ist eins der wichtigsten und effektivsten psychologischen Modelle. Dieses Modell erklärt sehr schön, wie die Macht der Gedanken wirklich funktioniert.

Laut der kognitiven Verhaltenstherapie führen Gedanken zu Gefühlen, Gefühle wiederum zu Handlungen und unsere Handlungen zu Ergebnissen. Lassen Sie mich den Zusammenhang etwas besser erklären, da er enorm wichtig ist. Oft glauben Menschen, dass Gefühle durch äußere Ereignisse entstehen. Das heißt, es passiert etwas Positives und Sie fühlen sich gut und andersherum fühlen Sie sich schlecht, wenn Ihnen etwas Negatives passiert. Aber das Ganze ist nur sehr bedingt wahr, denn Ihre Gefühle entstehen nicht durch gewisse Ereignisse, sondern vor allem durch Ihre mentale Bewertung dieser Ereignisse.

Stellen Sie sich vor, Ihr Arbeitskollege hat Sie heute auf der Arbeit kritisiert und jetzt fühlen Sie sich schlecht. Sie fühlen sich aufgewühlt und sind wütend. Jetzt glauben Sie, dass Sie sich schlecht fühlen, weil Sie Ihr Arbeitskollege kritisiert hat. Aber das stimmt nicht, Sie fühlen sich schlecht wegen Ihrer mentalen Bewertung dieser ganzen Situation. Denn wenn Sie das Ganze anders bewerten, anders wahrnehmen, dann werden Sie sich auch anders fühlen. Sie könnten zum Beispiel denken ‚Okay, er hat mich kritisiert, vielleicht hat er einfach nur einen schlechten Tag. Das passiert jedem Mal' oder Sie könnten auch denken ‚Ist mir doch egal, was er von mir denkt. Ich weiß, dass ich gute Arbeit mache'. Somit würden Sie die Situation komplett anders bewerten und sich automatisch auch anders fühlen. Und das ist ein sehr wichtiger Punkt.

Machen Sie sich also bewusst, dass nichts von Grund auf schlecht oder gut ist. Es wird erst durch Ihre mentale Bewertung zu etwas Gutem oder etwas Schlechtem. Grundsätzlich gesagt, bedeutet dies, positive Gedanken führen zu positiven Gefühlen und umgekehrt. Wenn Sie sich den ganzen Tag einreden, dass Sie nichts auf die Reihe kriegen, dass Sie Ihr Leben lang Single bleiben werden oder dass alle anderen besser sind als Sie, dann werden Sie sich wahrscheinlich ziemlich schlecht fühlen. Aber hier endet das Ganze noch nicht. Ihre

Gedanken beeinflussen nicht nur, wie Sie sich fühlen, sondern sie beeinflussen auch maßgeblich Ihre Entscheidungen und Ihr Verhalten. In der Regel tun wir nur etwas, weil wir uns anders fühlen wollen. Und so wird das, was Sie denken, oftmals zur Realität. Psychologen sprechen hierbei von der sogenannten selbsterfüllenden Prophezeiung. Das heißt, wenn Sie glauben, dass Sie etwas erreichen können, dann werden Sie es wahrscheinlich auch erreichen. Dies gilt natürlich auch andersherum. Glauben Sie, dass Sie etwas nicht schaffen, dann werden Sie es wahrscheinlich auch nicht erreichen. Zum Veranschaulichen möchte ich Ihnen dies gern an einem Beispiel verdeutlichen:

Stellen Sie sich vor, Sie sind auf der Suche nach einem Partner und Sie selbst glauben, dass Sie ein liebenswerter, selbstbewusster und attraktiver Mensch sind, der es verdient hat, einen tollen Partner zu finden. Durch diese Gedanken sind Sie natürlich viel motivierter und selbstbewusster, auch aktiv nach einem Partner zu suchen. Das heißt, Sie werden versuchen, potenzielle Partner kennenzulernen, Sie werden auf Dates gehen und Sie werden wahrscheinlich mehr flirten als Casanova zu seinen besten Zeiten. Durch den Glauben, dass Sie einen tollen Partner finden können und dies auch verdient haben, werden Sie natürlich dementsprechend handeln und so steigen die Chancen enorm, auch entsprechende Ergebnisse zu erzielen. Wenn Sie jedoch nicht glauben, dass Sie einen tollen Partner verdient haben, weil Sie denken, Sie seien nicht attraktiv oder liebenswert genug, dann verhalten Sie sich natürlich auch anders. Vermutlich werden Sie nicht versuchen, potenzielle Partner kennenzulernen, Sie werden nicht flirten oder auf Dates gehen. Sie werden womöglich nicht einmal die Menschen sehen, die an Ihnen interessiert sind. An diesem Beispiel sehen Sie, wie enorm die Kraft der Gedanken sein kann.

Wie verändert man sein Leben? Der erste Schritt ist, seine Gedanken zu verändern, weg von den negativen, hin zu den positiven. Je mehr Sie Ihre Gedanken unter Kontrolle haben, desto besser werden Sie sich fühlen und desto selbstbewusster, motivierter und zielstrebiger werden Sie durchs Leben gehen. Lassen Sie mich an dieser Stelle jedoch noch eine wichtige Sache hinzufügen. Niemand kann seine Gedanken zu einhundert Prozent kontrollieren. Das ist einfach nicht möglich. Aber Studien haben gezeigt, dass wir

Menschen tatsächlich lernen können, besser mit unseren Gedanken umzugehen und so die Macht der Gedanken für unser Leben zu nutzen.

Viele Menschen vermuten ja bereits, dass sie mit ihren Gedanken auch ihre Umwelt beeinflussen können. Um der Frage, ob unsere Gedanken tatsächlich unsere Umwelt beeinflussen, auf die Schliche zu kommen, schauen wir uns erst einmal die höchst interessanten Forschungsergebnisse von dem Wissenschaftler Dr. Cleve Backster etwas genauer an. Er war ein Spezialist auf dem Gebiet des Lügendetektortests. Er hat Mitte der Neunzigerjahre unter anderem für das US-amerikanische Militär und die CIA gearbeitet. Nach dreizehn Jahren routinierter Arbeit machte er eine höchst interessante Entdeckung. Nur kurz zur Erklärung: Die wahrscheinlich beste Art, die Kurve des Detektors ansteigen zu lassen, ist, jemanden so zu erschrecken, dass sein Wohlbefinden bedroht scheint.

Er schloss eines Tages, aus reiner Neugier, seine Zimmerpflanze an den Detektor an. Er begann damit, eines der Blätter in heißen Kaffee zu tunken. Es passierte nichts. Dann piekte er es mit einem Kugelschreiber an. Wieder passierte nichts.

Ihm kam der Gedanke, es in die höchstmögliche Gefahr zu bringen, indem er das Blatt anbrennen würde. Und in dem Moment, in dem er nur daran dachte, schlug die Nadel wild nach oben aus. Er hatte kein Wort gesagt und die Pflanze nicht berührt. Er hat lediglich, in Gedanken die Absicht geäußert, das Blatt zu verbrennen. Es war fast so, als könnte die Pflanze seine Gedanken lesen. Ein Kollege Backsters wiederholte das Experiment kurz darauf und kam zu demselben Ergebnis. Kann man diesen Effekt nur bei Pflanzen beobachten? Nein, denn jeder lebende Organismus ist eng auf sein Umfeld eingestimmt. Tritt Stress, Leid oder Tod ein, zeigen alle Organismen in der unmittelbaren Umgebung eine elektrische Reaktion. Fast so, als würden sie den Schmerz teilen. Dies fand Backster heraus, als er begann, auch andere Organismen an den Detektor anzuschließen.

Auf Anraten mehrerer Wissenschaftler stellte er einige verdrahtete Pflanzen in einen Käfig, der elektromagnetische Interferenzen abschirmt. Das Erstaunliche dabei ist, dass die Pflanzen sich so verhielten, als existierte der Käfig gar nicht. Aber ist es wirklich möglich, dass wir mit unserer Umgebung ständig Informationen austauschen? Es wurden bereits Experimente durchgeführt, bei denen bewiesen wurde, dass Haustiere durch Gedankenübertragung spüren konnten, dass ihre Besitzer nach Hause kommen. Wie geschieht dieser Informationsaustausch, wo doch bei den Experimenten elektromagnetische Frequenzen und Mittelwellen-UKW-Bereich bei den Experimenten abgeschirmt wurden? Das Magnetfeld der Erde können wir somit als Verantwortlichen für die Übertragung ausgrenzen. Was uns wiederum auf die Frage bringt, inwieweit das göttliche Quantenfeld, Äther, göttliche Energie oder wie man es auch immer nennt, hier eine Rolle spielt.

Ich möchte Ihnen noch ein weiteres spannendes Experiment von Dr. Backster erläutern, welches noch einmal die Kraft bzw. das Ausmaß der Gedankenübertragung verdeutlicht. Er wollte herausfinden, ob Pflanzen ein Gedächtnis haben. Dazu stellte er zwei Pflanzen in einen Raum, von denen er eine „ermorden" lassen wollte, während die zweite Pflanze Zeuge ebendieses Mordes werden sollte. Sechs von seinen Studenten wurden die Augen verbunden und jeder musste eine bestimmte Aufgabe aus einem Hut ziehen. Eine dieser Aufgaben lautete, eine der Pflanzen zu töten.

Keiner, außer die übrig gebliebene Pflanze in dem Raum, wusste, wer der Mörder war. Nach dem Mord schloss er die Pflanze an den Lügendetektor an und ließ alle Studenten nach und nach den Raum betreten. Auf fünf Studenten gab es keine Reaktion, aber die Anzeige spielte verrückt, als der sechste Student, der Mörder, das Zimmer betrat. Ganz so wie eine ängstliche Reaktion bei einem Menschen.

EINFACHES EXPERIMENT ZUM DURCHFÜHREN ZU HAUSE

Das Leben hat einen gelehrt, dass man nicht alles glauben darf, was man hört. Deshalb können Sie mit einem einfachen Experiment selbst den Backster-Effekt nachweisen. Für dieses Experiment benötigen Sie ein handelsübliches Voltmeter und ein Glas Wasser. Das Voltmeter funktioniert im Prinzip genau wie der Lügendetektor, es misst die elektrische Aktivität. Das Experiment sollte in einer neutralen Umgebung geschehen, ohne äußere Einflüsse, die das Ergebnis verfälschen könnten. Es sollten zum Beispiel keine anderen Personen anwesend sein und das Wasser sollte auch keinem direkten Sonnenlicht ausgesetzt sein.

Nehmen Sie nun das Glas Wasser und messen Sie mit dem Voltmeter die Spannung im Millivolt-Bereich. Sobald sich der Wert eingependelt hat und konstant bleibt, konzentrieren Sie Ihre Gedanken auf das Wasser, wobei Sie das größtmögliche Gefühl von Dankbarkeit hervorrufen, das Sie können. Nachdem Sie dies für ein paar Sekunden getan haben, werden Sie sehen, dass sich der Wert auf der Anzeige des Voltmeters verändert hat. Jetzt haben Sie den Backster-Effekt nachgewiesen. Das Wasser hat auf Ihre Gefühle reagiert.

Ich hoffe, ich konnte Ihnen diesem Ratgeber einige Techniken und Gedanken nahebringen, die für Sie in Ihrem Alltag umsetzbar sind und die Ihnen helfen, Ihre Selbstheilungskräfte zu aktivieren.

Also legen Sie gleich los und machen Sie Ihr Leben positiver!

Herstellung und Verlag:

BoD – Books on Demand, Norderstedt

ISBN: 9783756828227

1. Auflage

Kontakt: Psiana eCom UG/ Berumer Str. 44/ 26844 Jemgum

Covergestaltung: Fenna Larsson

Coverfoto: depositphotos.com

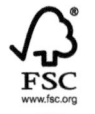